Coole Großeltern

Marianne und Reinhard Kopp

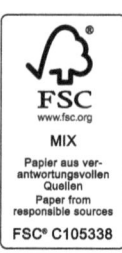

Bibliografische Information der Deutschen Nationalbibliothek:
Die Deutsche Nationalbibliothek verzeichnet diese Publikation in der Deutschen
Nationalbibliografie; detaillierte bibliografische Daten sind im Internet über
http://dnb.dnb.de abrufbar.

Edition GroßelternAkademie

Herstellung und Verlag: BoD – Books on Demand, Norderstedt

ISBN: 978-3-750403321

INHALTSVERZEICHNIS

Coole Großeltern tragen zur Entwicklung der Enkel bei

Nicht, indem sie ständig meckern und nörgeln, Vorhaltungen machen und auf ihr eigenes, angeblich strahlendes Vorbild verweisen. Sondern, indem sie ihre Enkel lieben und zwar bedingungslos. Die Kleinen (oder Großen) fragen, wo der Schuh drückt und ihnen aus der Klemme helfen. Ohne erhobenen Zeigefinger, versteht sich.

Wenn Hansileins Fahrrad geklaut wurde, weil Hansilein mal wieder vergaß, es anzuschließen, laufen sie nicht durch die Gegend und meckern: »Ob man euch was schenkt oder nicht, das ist sowieso egal. Ihr achtet es ja doch nicht.« Opa wäre stattdessen besser beraten, den Unglücksknaben zu schnappen und mit ihm zum Fundbüro zu fahren, die Umgebung abzusuchen und danach in der Gebrauchträderbörse vorbeizuschauen. Der kleine Bubi lernt daraus nämlich, dass Schussligkeit eine Menge Aufwand nach sich zieht und viel Unangenehmes. Das will er sich mit Sicherheit in Zukunft ersparen.

Coole Großeltern machen die Enkel stark und selbstbewusst

»Das musst du dir nicht gefallen lassen!« aber auch »Lass uns überlegen, wie das wieder in Ordnung kommt«, sind Sprüche, die Großeltern ablassen sollen, wenn das geliebte Enkelkind in Bedrängnis gerät.

Sie helfen kaum, wenn sie ihrem Prinzen oder der Prinzessin uneingeschränkte Vorrechte im Umgang mit ihren Mitmenschen einräumen, sondern verziehen ihren süßen Liebling zur Rücksichtslosigkeit. Die werden sie eines Tages am eigenen Leibe zu spüren bekommen. Richtige Konfliktlösung allerdings ist ein Terrain, das auch für viele Großeltern Neuland darstellt.

Coole Großeltern sind gelassen

Ja, meine Güte, hat das Schnuckiputzi eine Sechs in Mathe fabriziert. Davon geht die Welt nicht unter. Auch wenn Papa oder Mama kurz vor dem Nervenzusammenbruch stehen, weil sie glauben, ihnen breche ein Zacken aus der Krone, wenn der Sprössling schulisch versagt hat. Großeltern wissen: die Welt geht davon nicht unter und es gibt weit Schlimmeres. Sie schlagen nicht entsetzt die Hände überm Kopf zusammen und rufen im Chor mit den Erzeugern: »Jetzt ist alles aus!«, sondern sagen zum Vater: »Kannst du dich noch erinnern, wie auch du in dem Alter notenmäßig in Mathe zwischen vier und sechs gestanden hast?«

Coole Großeltern bringen Enkeln Fahrradfahren und Schwimmen bei

Eltern sind auch nicht mehr das, was sie mal waren. Eltern sind heutzutage immer im Stress. Sie müssen Geld verdienen um sich die Sachen zu kaufen, die andere auch haben. Selbst, wenn die Mutter nicht arbeiten geht, ist sie beschäftigt mit dem Anschauen ihrer Lieblingsserien im Fernsehen, mit Freundinnentreffs oder Shoppen. Auch wenn sie sich Zeit für die Kinder nimmt, geht die drauf fürs Kutschieren zur Klavierstunde, zum Reiten oder Fußball. Wo sollen dermaßen eingespannte Eltern bitteschön die Zeit hernehmen, ihren Kindern Dinge wie Skateboarden oder Radfahren beizubringen? Da ist gut dran, wer dafür Großeltern hat.

Coole Großeltern sind ein schönes Paar

Vielen Kindern heutzutage sind ihre eigenen Eltern ja völlig egal. Was nicht immer an den Kindern liegt. Dafür aber lieben sie ihre Großeltern, wenn noch vollständig vorhanden, umso mehr. Dieser Liebe zuliebe sollten Großeltern auf ihr Äußeres achten. Heutzutage sind Großeltern, die flott aussehen, voll im Trend. Nicht in erster Linie ihre modische Erscheinung ist das entscheidende, sondern, ob sie sich pflegen und nicht in Sachen herumlaufen, die das Prädikat, »die Bluse hatte ich schon, als deine Mama noch in den Kindergarten ging«, verdienen.

Coole Großeltern lieben die Einfachheit

Das gemeine Enkelkind von heute besucht McDonalds und Burger King. Restaurants, die von den meisten Erwachsenen wegen ihrer merkwürdigen Einfachheit gemieden werden. Die Speisekarte rauf oder runter ist genormt und gleicht sich global. Das vereinfacht zwar die Auswahl weltweit, bringt jedoch kulinarische Einseitigkeit ins Leben der jungen Generation.

Um diese Einfachheit müssen sich Großeltern nicht bemühen. Ihre Einfachheit muss darin bestehen, in Nullkommanix, wenn das Enkelkind unvermutet vor der Tür steht, ein sättigendes Menü auf den Tisch zu bringen. Das können Spiegeleier sein, Buletten oder ein simples Nutella-Brot. Wollen Sie es mit Ente versuchen oder schnell einen Kuchen rühren, könnten Sie die Geduld ihrer Enkel über Gebühr strapazieren. Kommt die Ente endlich verzehrfertig auf den Tisch, kann passieren, sie sitzen allein. Ihr heiß geliebter Nachwuchs hat sich unterdessen einen Burger geholt. Den gibt's nämlich sofort.

Coole Großeltern machen sich echt Sorgen

Wer viel weiß und kennt, weiß und kennt auch, dass viele Gefahren um uns lauern. Besonders im Leben. Wenn das Enkelkind spät abends von der Straßenbahn heimlaufen muss, wenn der Kleine im Kindergarten manchmal verhauen wird, wenn das jugendliche Enkelmädchen ins Ausland geht, meine Güte, was könnte da alles passieren und was ist schon alles passiert! Man liest und hört und sieht ja so viel!

Großeltern, die angesichts einer so verdorbenen Menschheit nicht mehr aus dem Jammern herauskommen, machen sich nur Sorgen um sich.

Wer sich echt sorgt, der hilft, ermutigt, sagt: »du schaffst das, ich bin stolz auf dich.« Solche Großeltern tun was.

Coole Großeltern durchschauen Blender und Klugscheißer

Kinder, die nicht bereits mit zwei Jahren eine Fremdsprache zu lernen beginnen, könnten später große Defizite aufweisen. Babys, die mal zehn Minuten am Stück schreien, bekommen Psychosen. Diese und andere Theorien geistern ständig wie das Evangelium herum. Um ein paar Jahre später einen anderen Trend abzulösen.

Großeltern wissen, dass vieles davon nur Seifenblasen sind, die in der rauen Luft der Wirklichkeit schnell zerplatzen. Das ist ein Grund, warum sie nicht mehr jeden Trend mitmachen und jeder Neuheit hinterher dackeln. Solange der aktuelle Spleen nicht lebensbedrohlich ist, winken sie ab und lächeln und sagen: »früher oder später kommt ihr schon wieder auf den Teppich, wir können warten.«

Coole Großeltern wissen, was zu tun ist

Da hat sich klein Heidi den Finger geklemmt und schreit wie am Spieß. Mama und Papa sind außer sich vor mitleiden, Papa will schon den Notarzt bestellen, Mama jammert, wie schrecklich doch klein Heidi gepeinigt sei.

Doch niemand hilft dem Kind.

Oma aber nimmt klein Heidi auf den Arm, geht zum Wasserhahn und kühlt den geschundenen kleinen Finger. Sie singt »Heile heile Gänschen« und gibt klein Heidi einen Schmatz. Heidilein aber ist nicht nur abgelenkt, sondern wieder mal Omas Beste und das lindert geklemmte Finger mehr als jede Schmerztherapie.

Coole Großeltern können ganz viel selber machen

Ob Socken stricken oder eine neue Heizung. Noch immer gibt es Großeltern, die nicht bei jeder Kleinigkeit den Fachmann bemühen oder in den Laden rennen. Sie zaubern aus leeren Joghurtbechern Hütchenspiele oder kleinen Flusssteinchen eine Käferfamilie. Großeltern, die wissen, wie so etwas geht, sind für die Familie ein echter Segen. Nicht nur, dass sie manchen Cent sparen helfen, sie fördern Kreativität. Und das ist unbezahlbar.

Coole Großeltern wollen immer noch was lernen

Großeltern, die sich nichts sagen lassen, können eine Last sein, weil sie starr und unbelehrbar sind. Sie haben irgendwann ihre Neugierde erstickt und glauben wahrscheinlich, dass Stillstand eine seniorengerechte Art der Fortbewegung darstellt.

Neugierde und Lernbereitschaft aber halten jung, bewahren vor vielen abstoßenden Alterserscheinungen. Darum, wer seinen Großeltern etwas schenken will, versuche es mit Teilnahmekarten an der Seniorenuni, einem Computerkurs oder lasse sie eine Fremdsprache vertiefen. Es ist wie mit kleinen Kindern: beschäftige sie und sie nerven dich nicht mehr.

Coole Großeltern fragen ihre Enkel gerne

Die meisten Großeltern möchten weder gefragt werden, geschweige denn fragen. Gefragt werden wollen sie nicht, weil ein Gespräch einer inneren Bereitschaft und der Einstellung aufs Gegenüber bedarf. Enkel erscheinen ihnen deshalb nicht als Gesprächspartner geeignet, weil Großeltern meinen, Enkel seien dumm oder für derartige Gespräche noch zu grün.

Doch wären sie bereit, sich vom Gegenteil überzeugen zu lassen, kämen sie aus dem Staunen nicht mehr heraus. Denn Enkel sind keineswegs unreife Gegenüber, im Gegenteil, mit ihnen ins Gespräch zu kommen ist oft gewinnbringender und sinnfüllender als manches Geschwätz mit Stammtischbrüdern. Darum sollten Großeltern sogleich die Probe aufs Exempel machen und ein Gespräch mit den Enkel beginnen, indem sie fragen: »wie war das doch gleich mit Facebook?«

Coole Großeltern kennen sich in der Natur aus

Natur wird gemeinhin nur noch durch die Scheibe wahrgenommen: die Sichtscheibe im Zoo, die Mattscheibe, auch Fernseher genannt oder den Flachbildschirm des Computers. Das ist durchaus bildend und gibt Einblicke in Szenen, die sonst niemand live erleben könnte.

Doch ersetzt solcher Art Bildungsfilm nicht die direkte Begegnung mit Wald und Flur.

Wer kennt noch die Blätter einer Eiche oder weiß, dass man Ahornsamen als Flügel auf die Nase kleben kann? Als die Großeltern noch Kinder und in der Schule waren, bastelten sie jeden Herbst Figuren aus Kastanien. Damals gab's auch noch Maikäfer, mit denen man die Mädchen herrlich ärgern konnte.

Anstatt solche Erinnerungen bei passender und unpassender Zeit zum Besten zu geben, sind Großeltern gut beraten, wenn sie den Enkel an die Hand nehmen und mit ihm auf Entdeckungsreise durch Flora und Fauna gehen. Frische Luft tut jedem Alter gut und das Bilderbuch Natur ist nur für den langweilig, der auch sonst mit sich nichts anzufangen weiß.

Coole Großeltern drohen nicht mit dem Alter

Wenn ihnen alle Argumente ausgehen, wenn sie sich gar nicht mehr zu wehren wissen, dann drohen sie mit ihrer Geheimwaffe. Es ist sozusagen die Atombombe unter allen sonstigen granatenmäßigen Argumenten: »Warte nur, auch du wirst einmal alt werden.« Eigentlich sollte dieser Spruch ein guter Wunsch sein. Denn man hofft es doch, dass die Kinder und Kindeskinder ein gesegnetes Alter erreichen mögen. Doch so wie dieser Spruch vorgebracht wird, ist er eine Verwünschung, ja ein Fluch. Oder eine Erpressung: Weil ich alt bin, darf ich meinen Kopf durchsetzen, ist meine Meinung die einzig akzeptable, auch wenn sie falsch ist. Solche Großeltern wollen nur eine Position verteidigen, sind unflexibel und schwierig im Umgang. Schade eigentlich.

Coole Großeltern heißen ihre Enkel immer willkommen

Auch Großeltern sind beschäftigt. Sie erledigen ihren Haushalt und werkeln im Hobbykeller, sie gehen auf Kreuzfahrt oder rücken im Garten dem Unkraut zuleibe. Sie gehen auf Kaffeefahrt, lassen sich in die Kur schicken oder buchen einen Urlaub auf Mauritius. Großeltern sind kaum ohne Terminplaner anzutreffen. Trotzdem sind sie den Rest des Jahres daheim. Und hoffentlich darauf eingestellt, dass ihre Enkel vorbeikommen. Das muss kein anstrengender Besuch über einen ganzen Nachmittag mit opulenter Kaffeetafel und ebensolchem Abendbrot werden. Das kann einfach eine Stippvisite sein, ein kurzes Hereinschauen, ein »na, wie geht's?« Und wenn das Enkelkind auch noch Freunde im Schlepptau haben darf, die den Großeltern ebenso willkommen sind, haben sie hundert Punkte bei der Jugend.

Coole Großeltern lassen Enkel bei sich zur Ruhe kommen

Heute unterscheidet sich die Wohnung der Großeltern nicht mehr so auffällig von der der Kinder. Vielleicht dadurch, dass Großeltern eine hochmoderne, computergesteuerte Küche besitzen, wogegen ihre Kinder, weil sie selber Kinder haben, inmitten von geschenktem Zeug aus der Rubrik »Gute Tat« leben. (Manchmal ist es auch umgekehrt). Die Zeiten aber, wo die Großeltern noch eine »gute« Stube hatten, die nur zu besonderen Anlässen betreten wurde, sind vorbei. Es kommt ja auch nicht auf die Ausstattung an, sondern die Atmosphäre. Wenn die bei Großeltern auf Dankbarkeit und Zufriedenheit getrimmt ist, hat das Enkelkind Glück. Dann nämlich kann es innerlich bei den Großeltern auftanken. Wobei sich mancher Konflikt fast wie von selbst löst, mancher Knoten platzt, manche Frage ohne Worte beantwortet ist. Enkelkinder, die solche Großeltern mit solcher Atmosphäre haben, sollten sie hegen und pflegen. Denn solche Großeltern sind eine Rarität.

Coole Großeltern machen ihr Haus zum Nest für alle

Manchmal verstehen Kinder und Enkel das mit dem Nest falsch. Sie glauben nämlich, das Haus, bzw. die Wohnung der Großeltern sei ein kommunales Betätigungsfeld und benehmen sich dort, als seien sie auf dem Busbahnhof.

Ein Nest zu haben bedeutet, einen Ort der Geborgenheit zu wissen, einen Ort, wo man behütet ist und versorgt wird. Großeltern machen ihre häusliche Umgebung gerne dazu, wenn man ihnen dafür Respekt und Dankbarkeit entgegenbringt.

Wer das Nest in Anspruch nimmt, sollte auch Verantwortung zeigen. Mal die Fenster putzen oder die Schränke obendrauf abwischen. So entsteht die Kultur des Gebens und Nehmens. Großeltern geben gerne. Doch ist das nicht ihr Beruf, nicht die automatische Stellenbeschreibung. Sie können nur fröhliche Geber und Gastgeber sein, wenn die Dankbarkeit der Kinder nicht nur wort- sondern auch tatenreich ist.

Coole Großeltern zeigen Gefühle

Manche Großeltern kennen nur ein Gefühl: jammern. Andere nur: grinsen oder hold zu lächeln. Diese Art der Festlegung stammt noch aus dem vorvorigen Jahrhundert, wo Großeltern durch die Bank als lieb und freundlich galten. Mal auf den Tisch hauen, ärgerlich werden, andern die Zähne (auch die dritten) zeigen, das alles kam nicht vor. Dass auch hierin inzwischen andere Zeiten angebrochen sind, wollen viele, vor allem Familienangehörige, nicht wahrhaben. Wer nur »lieb« sein soll, wird nämlich unselbstständig und zum Klotz am Bein.

Coole Großeltern müssen nicht mehr schnell sein

Die Durchschnittszweikindfamilie braucht perfektes Timing. Die Kinder sind vormittags in der Schule, die Eltern in der Firma. Nachmittags haben die Kleinen Schwimmunterricht oder Schulchor oder Physiotherapie. Alles muss minutiös geplant werden, sonst gerät der ganze Familienverband aus den Fugen. Großeltern mit dem Hang zur Langsamkeit sind in solchem Fall die Ruheinseln im Meer der rasenden Zeit. Bei ihnen muss es nicht schnell gehen, bei ihnen spielt Zeit nicht mehr die bestimmende Rolle. Bei ihnen gehen die Uhren irgendwie anders und diese Entschleunigung tut nicht nur der kleinen Enkelseele wohl. Auch mancher Vater, manche Mutter, sollte unter der Woche diese Insel ab und zu aufsuchen.

Coole Großeltern machen es kranken Enkeln bei sich gemütlich

Was tun, wenn das kleine Mäuschen plötzlich krank wird? Vater hat wichtige Termine in der Firma, Mutter ist auch unabkömmlich im Büro. In solchem Fall dürfen Großeltern gerne einspringen. Es geht darum, den Kindern die Langeweile zu vertreiben, sie abzulenken von Schmerz und Krankheit, ihrem Immunsystem durch eine Häufung kleiner Freuden einen Anschub zu geben. Vorlesen, Geschichten erzählen, einen Apfel aufschneiden oder einen Orangensaft pressen, das Kissen zurechtrücken, frische Luft hereinlassen. Und hastdunichtgemerkt, verfliegt die Krankheit wie von selbst.

Coole Großeltern singen bei der Arbeit

Wer singt denn heute noch? Die Boygroup im Internetradio oder die Girls bei MTV. Aber sonst? Singen ist quasi nicht mehr up to date. Gehört sich irgendwie nicht mehr. Dabei hat Singen auch den schönen Effekt, dass es befreit, beruhigt, erfreut.

Das Gleiche kann ich haben, denkt sich der Enkel, wenn ich mir einen hinter die Binde kippe, in meiner Klicke abhänge oder VIVA anschaue. Daher mag seine Reaktion auf singende Großeltern im ersten Moment eine nachsichtige sein: sind eben alt, begreifen vieles nicht mehr. Aber wenn er seine Großeltern immer fröhlicher werden sieht, je länger sie singen, könnte er ein wenig neidisch werden und sich ärgern, nicht viel früher geboren worden zu sein.

Coole Großeltern ertragen auch Stille

Heutzutage wirst du zugemüllt mit Geräuschen. In der Stadt der Verkehr, im Kaufhaus dudelt das Radio, in der Schule machen die Kinder Krach. Selbst im Krankenhaus kommst du nicht zur Ruhe. Da kommen die Ärzte zur Visite, da steht ständig die Krankenschwester am Bett, da schnarcht die Person neben dir. Auch die Kirche, zumindest, wenn sie ein berühmtes Bauwerk ist, ist kein Ort der Stille. Ganze Touristenarmadas werden durchs Kirchenschiff geschleift und rauben dir den letzten Nerv. Kein Wunder, wenn uns Stille fremd ist und wir sie kaum ertragen. Aber die besten Ideen, die weisesten Gedanken werden nun mal nicht im Lärm geboren. Dazu ist Stille erforderlich. Mindestens Ruhe. Wer stille werden kann, beherrscht eine hohe Kunst, denn Stille macht weise

Coole Großeltern vermitteln Werte und Normen

Früher sagte man Onkel und Tante, heute sagen die Kinder Thomas und Brigitte. Wer sich darüber aufregt, macht sich lächerlich. Manches ändert sich, anderes bleibt. Wie beispielsweise der Grundsatz, andern zu helfen. Oder, niemandem zu schaden, Toleranz gegenüber denen, die uns vielleicht nicht behagen. Wenn Großeltern solche Werte vermitteln, leisten sie einen nicht zu unterschätzenden Beitrag zur Formung der jungen Generation.

Coole Großeltern haben Prinzipien, reiten sie aber nicht

Mancher Großvater, der seinerzeit selber einen solchen hatte, reitet ja gerne auf bestimmten Grundsätzen herum. »Solange du die Füße unter meinen Tisch stellst, hast du zu tun, was ich dir sage«, ist so einer. Ein ganz schlechter, ein unmögliches Prinzip. Denn wie soll ein Jugendlicher erwachsen, oder ein Kind zum vernünftigen Jugendlichen werden, wenn es sich nicht mucksen darf, wenn es nichts hinterfragen soll und vor allem nicht widersprechen. Das werden Duckmäuser oder andere schlimme Persönlichkeiten. Großeltern sollten nach dem Prinzip leben: sich selbst gegenüber konsequent sein, andern gegenüber, und dazu zählen vor allem die Enkelkinder, tolerant. Leider machen es viele genau umgekehrt.

Coole Großeltern sind sparsam, aber nicht geizig

Die meisten Großeltern werden mit zunehmendem Alter, was das materielle betrifft, bedürfnisloser. Sie kaufen kein neues Schlafzimmer mehr und keine Riesencouch zum Rumlümmeln. Auch werden ihre Essensportionen spartanischer und schrumpfen. Das spart einen Batzen Geld, den sie gerne der Bank ihres Vertrauens übergeben, aber nicht, damit diese so ein Sparguthaben in unsichere Aktien stecken und in Rauch aufgehen lassen. Wer sein übriges Geld in die Enkelkinder investiert, richtig investiert, nicht in irgendwelche Kinkerlitzchen, sondern in Dinge, wie Ausbildung oder ein Auslandssemester, der hat richtig gehandelt. Denn er investiert in die Zukunft der Enkel. Unser aller Zukunft.

Coole Großeltern sind sich für keine Arbeit zu schade

Früher, als die Eltern der Großeltern noch lebten und arbeiteten, war das Prinzip Lust ein unbekanntes. Pflicht war das geflügelte Wort dieser Zeit. Egal, wie dir damals zumute war, die Pflicht war heilig.

Solche Gefühle sind heutzutage ziemlich unbekannt. Null Bock, heißt es oder eben: keine Lust. Ich mag nicht, ich will nicht, ich fühle mich nicht danach. Man sucht sich aus, wonach einem ist.

Heutige Großeltern haben eine abgeschwächte Variante von Pflicht mitbekommen. Darum sind sie noch eher bereit, ungeliebte, mühsame und schwere Arbeiten zu übernehmen. Hoffentlich ist das ansteckend für die Enkel.

Coole Großeltern wissen, was im Leben wichtig ist

»Du sollst es einmal besser haben«, sagt der Großvater zum Enkel und zahlt fleißig jeden Monat auf ein Ausbildungskonto. Arzt soll der Kleine werden, Professor, wenn es geht. Damit Opa stolz sein kann: »Den hab ich gefördert, alles mit meinem Geld.« Doch oft kommt es anders und der Enkel will gar nicht studieren, der fängt beim Straßenbau an und ist froh, täglich an frischer Luft arbeiten zu dürfen. In solchem Fall fühlt sich der Großvater gelinkt, betrogen, übers Ohr gehauen. In seinem Zorn aber übersieht er, dass es im Leben am wichtigsten ist, nicht was Besonderes, sondern man selbst zu sein. Da ist es egal, ob einer Doktor wird oder Straßenbauer, wenn er zufrieden ist und seine Erfüllung fand, ist das eine genauso viel wert wie das andere.

Coolen Großeltern ist es ernst mit dem Versprechen »bis dass der Tod euch scheidet«

Heiraten, so richtig mit Trauschein, das ist inzwischen ziemlich unmodern geworden. Schließlich muss man nicht gleich heiraten, nur, weil man sich liebt. Niemand verlangt das mehr, auch der Staat und der Vermieter nicht. Die Kinder haben keine Nachteile, wie noch vor fünfzig Jahren, also kann sich das Paar alle Zeit der Welt lassen. Darum werden auch die Ehejubiläen immer seltener. Silberne oder Goldene Hochzeit mutieren zu fast altertümlichen Festen. Anlässlich solcher Ereignisse aber, zollen Kinder und andere Anverwandte dem Jubelpaar allen Respekt. Wie haben sie es nur geschafft, solange miteinander zu leben? Am besten ist, man fragt sie.

Coole Großeltern können stur sein, wie kleine Kinder

Wer stur ist, bekommt schnell nachgesagt, er sei nicht umgänglich. Das muss aber gar nicht stimmen. Großeltern, die stur sind, wollen sich oftmals nur nicht reinreden lassen. Jetzt noch nicht. Noch haben sie alle sieben Sinne beisammen und können sehr gut für sich selber entscheiden. Ob sie noch mal ein neues Auto kaufen, ob sie eine neue Waschmaschine brauchen oder sich einen Computer mit allem Drum und Dran anschaffen. Weil übereifrige Kinder bestimmen wollen, wofür ihre Eltern ihre Spargroschen (heute sagt man Cent) auszugeben haben, müssen Großeltern manchmal die genetische Reihenfolge klären. Solche Klärung setzt sie dem Verdacht der Sturheit aus. Dabei wissen die Großeltern nur, was sie wollen und was nicht. Sie wollen nämlich nicht bevormundet werden.

Coole Großeltern sind manchmal ein bisschen schräg

Wenn Großvater bei McDonalds nach Burgerbesteck fragt oder beim Stehempfang einen Stuhl sucht, wirkt das ein bisschen peinlich. Wenn ihm das Gespräch über die neueste Version von Windows unverständlich ist und er stattdessen detailliert den Einbau eines neuen Waschbeckens schildert, schlucken die Beteiligten. Dennoch wird ihm keiner ernstlich böse sein. Das sind Momente, in denen der Unterschied zwischen den Generationen sichtbar wird. Zu seiner Zeit gab's eben keine Computer. Und manches andere auch nicht. Darum wird er manchmal vermeintlich unpassende Gespräche führen. Jedoch, bittet man den alten Herrn, um praxisnahe Hilfe beim Einbau der Badewanne, wird er nicht abschlagen. Er wird staunen, was der Baumarkt alles so parat hat, und dass man mit der Bohrmaschine auch Schrauben festdrehen kann. Und davon beim nächsten Stehempfang sehr wortreich berichten.

Coole Großeltern ducken sich vor niemandem

Großeltern genießen in gewisser Weise Narrenfreiheit, denn niemand kann ihnen mehr etwas anhaben. Nicht der Chef der Schwiegertochter, noch der Präsident der Versicherungsgesellschaft, bei der der Sohn tätig ist. Deshalb werden sie sich nicht in diesen Vorzimmern mit Floskeln abspeisen lassen, sondern gleich durchmarschieren, egal ob sie eine wichtige Konferenz stören oder ein Telefonat platzt. Wenn solche Großeltern um das Recht und die Rechte ihrer Enkel kämpfen, gehen sie von Pontius zu Pilatus und zwar ohne Smoking. Sie kommen in Hauslatschen, aber erhobenen Hauptes. Und das beeindruckt solche Größen immer.

Coole Großeltern sind verlässlich

Wenn schon die Eltern ständig ihre Versprechungen und Vorhaben mit den Kindern verschieben müssen, die Großeltern sollten verlässlich sein. Kinder haben ein feines Gespür und können wohl unterscheiden, ob es sich wirklich um etwas Wichtiges handelt oder nur um eine faule Ausrede, wenn die Großeltern die versprochene Reise in den Europapark schon wieder verschieben. Sie ahnen, dass nicht Opas Knie der Hauptgrund sind, sondern die Großeltern im letzten Moment einem akuten Anfall von Unlust erlegen sind. Würden sie nämlich wissen, dass sich ihr Opa trotz seiner Knie überall mit hinschleppen lässt, weil er seinen Enkeln gerne eine Freude bereitet, würden nämlich sie absagen, um Opa zu schonen.

Coole Großeltern beschützen ihre Enkel

Großeltern sind nicht der liebe Gott und darum können sie nicht überall sein. Es ist auch gut, dass die Enkel allein in die Schule gehen müssen, allein mit dem Bus fahren oder zum Geigenunterricht laufen. Genauso wichtig ist es, dass sie lernen, Gefahren richtig zu begegnen:
randalierenden Jugendlichen auszuweichen, deutlich nein zu bösen
Onkels zu sagen. Aber, haben besagte Jugendliche sich doch an ihnen
vergriffen, weil ausweichen nicht möglich war, kommen solche Großeltern daher. Sie haben keine Scheu, so einem Großmaul mal gehörig
die Meinung zu sagen und ihnen zu zeigen, wo der Hammer hängt.
Das gleiche gilt für die Nachbarn. Wenn die Ziege von unten wieder
meckert, weil der Enkel angeblich zu fest auftritt und ihre Lampe ins
Schwingen gerät, werden sich solche Großeltern nicht entschuldigen.
»Dann kaufen Sie sich doch eine andere Lampe«, werden sie sagen, die
Tür zumachen und mit dem Enkelkind im Flur Ball spielen. Lampe hin
oder her.

Coole Großeltern sind Menschen, mit denen man über alles reden kann

Schlechte Note geschrieben, Scheibe eingeworfen, beim Schwarzfahren erwischt oder beim Klauen im Supermarkt. Mit richtigen Großeltern kann man darüber reden. Weil die das Kind ausreden lassen. Die schreien nicht gleich dazwischen: »Warum hast du nicht gelernt?« oder »Das glaub ich nicht, dass dich Karl-Heinz angestiftet hat« oder »Räum endlich dein Zimmer auf, dann findest du deine Monatskarte« oder so.

Großeltern nehmen sich Zeit, zuzuhören. Sie hören sich an, dass Johann endlich mitgenommen wurde zum Fußball. Das hatte er sich schon solange gewünscht. Es wäre dumm und sozial völlig unüberlegt gewesen, wenn er gerade jetzt Mathe gelernt hätte. Die Fußballer lassen ihn nämlich immer noch mitspielen. Auch warum das mit dem Schwarzfahren passierte und die Sache mit dem Supermarkt lassen sie sich erklären. Sie verurteilen nicht vorschnell und machen auch nicht aus schwarz weiß. Diebstahl ist Diebstahl und Schwarzfahrt ist auch kein Kavaliersdelikt. Dennoch, wenn Enkel solche Großeltern haben, lernen sie, Probleme zu lösen. Doch vorher muss man sie genau benennen. Und das kostet nicht den Kopf. Zumindest nicht bei Oma und Opa.

Coole Großeltern können Geheimnisse für sich behalten

Die erste Liebe – aber wem soll man davon erzählen? Der besten Freundin? Besser nicht. Sonst kommt die noch auf die Idee, den Angebeteten auszuspannen. Den Eltern? Auf keinen Fall. »Du bist noch viel zu jung«, würden sie zu bedenken geben, »du lern erstmal, damit du ein gutes Abitur machst«, mahnen, »die Jugend von heute«, empört die Hände in die Hüften stemmen. Nein, in diesem Fall wäre bei den Eltern so ein Geheimnis wirklich am schlechtesten aufgehoben. Aber bei Oma und Opa wird es bewahrt. Sie hören schmunzelnd, wie die frisch verliebte Enkelin schwärmt. Sie nicken und sagen »Kennen wir« und sehen sich aus runzligen Augenwinkeln verliebt lächelnd an, wobei der Enkelin ganz warm ums Herz wird. Muss Liebe schön sein, wenn sie so viele Jahrzehnte am Leben gehalten wurde, wenn das Feuer noch immer brennt.

Oder, vielleicht ist die Enkelin schwanger und traut sich nicht, den Eltern die Neuigkeit zu verkünden. Erst erfährt es Oma. »Aber bitte, sag nichts«. Oma sagt nichts. Oma schweigt und amüsiert sich im Stillen, wie ihre Tochter auf der nächsten Familienfeier tönt: »Meine Tochter tut so etwas nicht. Die bekommt erst ein Baby, wenn sie ihre Ausbildung abgeschlossen hat.« Denkste, denkt Oma und lächelt still und weise und weiß, die Welt hat so ihre Geheimnisse und Oma hat auch eines.

Coole Großeltern sind jung geblieben

Mancher ist alt mit vierzehn, viele sind jung mit vierundachtzig. So unterschiedlich ist das. Jung gebliebene Großmütter begleiten ihre Enkelin vielleicht zu H&M, verzichten aber darauf, sich das gleiche T-Shirt zu kaufen wie die Kleine, auch wenn sie jeweils Größe 36 haben. In Partnerlook mit der übernächsten Generation zu laufen käme für sie nie in Frage. Was das Jungbleiben anbelangt, tun sie nicht so, sie sind es, weil sie immer noch Fragen ans Leben und immer noch etwas vorhaben. Selbst. Allein. Für sich. Nicht im Rudel mit Enkeln und Großfamilie. Sie haben noch Wünsche und längst noch nicht ausgelernt. Und ganz wichtig: sie haben nicht vergessen, dass auch sie einmal jung waren.

Coole Großeltern haben ein großes Herz

Anatomisch gesehen, ist ein großes Herz nicht gesund. Ansonsten kann es einfach nicht groß genug sein. Alle passen hinein, für jeden ist ein Platz. Und wenn jemand neu dazu stößt, eine neue Schwiegertochter, ein anderer Schwiegersohn, wird auch für sie oder ihn ein Plätzchen bereitet, nebst Anhang. Ex-Schwiegerkinder bleiben an ihrem Platz, es sei denn, sie selbst katapultieren sich hinaus. In manchen Familien herrscht reges Kommen und Gehen dergestalt. Den Überblick zu behalten fällt Großeltern in solchem Fall nicht leicht. Aber sie schaffen es. Wie? Das bleibt ihr Geheimnis. Es muss mit den großen Herzen zusammenhängen.

Coole Großeltern sind nicht nachtragend

Wo es lebhaft und lebendig zugeht, das sind nicht die schlechtesten Familien. Rutscht hier im Eifer des Gefechts ein unbedachtes Wort heraus, kann der Schuss voll ins Schwarze gehen und die Großeltern tief treffen. Vorgestern erst bekam der Enkel ein Fahrrad geschenkt, die Freude war riesig, die Großeltern gerührt. Heute tönt er, das Rad wäre eine Krücke und aus dem Billigmarkt. Dabei hat es fünfhundert Euro gekostet, die Ausgabe ist nicht leicht gefallen. Und nun das: Böse, beleidigende Worte. Sie schlucken, aber der Kloß ist zu dick, er will nicht so recht rutschen. Auch nicht am nächsten Tag. Er sitzt fest und bewegt sich nicht.

Dann steht der Enkel in der Tür: »Oma, bist du mir noch böse?« Umarmung, Küsschen und alles ist wieder gut. »Ja, die Kinder«, sagt die Oma dann versonnen lächelnd, »sind eben schnell mit dem Mund. Aber lieb sind sie doch!«

Coole Großeltern muss man nicht anlügen

Großeltern haben naturgemäß schon einige Jahrzehnte hinter sich gebracht. Auf solchen Erfahrungsschatz sollte der Rest der Familie keinesfalls verzichten, finden sie. Darum maßen sie sich die Autorität in Sachen Einrichtung, Einkleidung oder Automarke an. Schließlich sponsern sie manches, da kann man wohl darauf bestehen, tonangebend zu sein. Diese Anmaßung macht es Kindern und Enkeln schwer, schafft Ärger und Missverständnisse.

Wozu ausschließlich Regale ins Wohnzimmer? Die reinsten Staubfänger sind das und außerdem, wie sieht es aus? Wie ein Büro oder Studentenzimmer. Wo doch die Kinder schon selber Eltern sind.

Wenn der Familie solche Großeltern beschert sind, kann sie nicht anders, sie muss manchmal eine Notlüge gebrauchen. Dass die Bücherregale im Wohnzimmer gar nicht ladenneu seien, sondern von einer guten Freundin vermacht wurden, der man etwas schuldet, nämlich ihre Regale bei sich aufzustellen. Sie tun, als fänden sie es furchtbar, aber sie opferten sich eben. In solchem Fall kann passieren, dass die Großeltern am nächsten Tag anrufen und Bescheid geben, die Regale würden am Nachmittag abgeholt und mit der gleichen Fracht kämen dunkle, hochglanzpolierte Eichenmöbel, man wisse doch, was ins Wohnzimmer gehöre.

Coole Großeltern sagen, was sie denken

Das Kleid war teuer und ist der neueste Schrei. Stolz dreht sich die Enkelin wie ein Model vor Oma und Opa. Die quetschen mit steinerner Miene gerade mal ein »schön« heraus. Natürlich merkt die Enkelin, was los ist. Dass es ihnen nicht gefällt macht sie weniger wütend, als die unbeweglichen Mienen und dieses »schön« mit dem gewissen Unterton. Beim anschließenden Kaffeetrinken antworten sie mit derselben Miene, wenn sie gefragt werden, wie die Torte schmecke, »gut«. Und jeder am Tisch weiß, die Torte ist misslungen. Aber warum sagen sie nicht, was sie wirklich denken? Warum sagen sie nicht, dass ihre eigenen Eltern bunte, farbenfrohe Kleider für anzüglich hielten und sie vor solchen »Gefahren« bewahren wollten? Warum sagen sie nicht, dass sie mit der heutigen Jugend nicht recht mitkommen und sich deshalb kein endgültiges Urteil erlauben können? Dass das Kleid als solches die Kleine aber hervorragend kleide? Warum bieten sie nicht an, die Torte das nächste Mal selbst zu backen? Wenn die Schwiegertochter es auch nicht so mit Torten hat, dafür schmecke ihr Braten immer hervorragend saftig. Viele Missverständnisse entstünden gar nicht erst, wenn man, diplomatisch verpackt, versteht sich, sagen würde, was man denkt.

Coole Großeltern kochen immer Lieblingsgerichte

Großvater braucht richtiges Essen. Gut, deftig, fett. Er liebt Braten mit Soße über alles. Die Enkel dagegen, wen wundert's, bevorzugen Burger oder Spaghetti. Was also tun? Zweierlei kochen? »Der braucht was Anständiges zwischen die Rippen«, brummt Opa und schlägt voll zu bei Eisbein mit Sauerkraut. »Igitt, ich mag das Fett nicht«, jammert der Kleine und geht lieber hungrig vom Tisch.

Keiner hat Recht in diesem Fall. Obwohl Spaghetti dem Opa besser bekämen, als das schwere Essen. Wenn noch eine Portion frischer grüner Salat dazu käme, umso besser. Mit ein bisschen Geschick kann Oma sowohl den Enkel wie den Opa an gesundes Essen gewöhnen. Sie kann dafür sorgen, dass zu den Lieblingsgerichten des Enkels nicht nur Nudeln und Ketchup zählen. Auch Suppe kann lecker sein, oder Kartoffeln, Fisch und Blumenkohl. Man kann nämlich zum Essen erziehen. Dazu braucht es eine Menge Fingerspitzengefühl. Wie gesagt, findig muss die Oma schon sein, dann wird der Enkel bald eine Handvoll Lieblingsgerichte aufzählen.

Coole Großeltern öffnen Türen in die Vergangenheit

»Weißt du noch«, sinnt Opa verschmitzt, »als wir unser erstes Auto kauften?«

»Ja«, lächelt Oma, »meine Mutter wollte nicht einsteigen. Sie behauptete, du könntest nicht fahren.«

Opa nickt und lacht. »Und weißt du noch, wie wir unsere erste Wohnung tapeziert haben?«

Oma kichert, »krumm und schief geklebt waren die Bahnen und am nächsten Morgen rollten sie sich von der Wand.«

»Weil du den Kleister falsch angerührt hast.«

»Stimmt nicht, der war überlagert.«

»Quatsch.«

So oder ähnlich beginnen die Bühnenstücke, worin Enkel und Kinder nur stumme Zuschauer sind. Auf diese Weise erfahren sie, was vor ihrer Zeit, einer Zeit, als sie noch gar nicht auf der Welt waren, geschah. Wie sich die Eltern kennen lernten, wie sie Stück für Stück ihr Zuhause aufbauten, wie die Geburten verliefen und die Krankheiten und noch vieles andere mehr. Das Publikum dazu muss ein interessiertes sein. Es muss sich ruhig verhalten und wie gebannt zuhören. Es darf nicht die Augen rollen und seufzen: »Schon wieder die ollen Kamellen!« Es sollte bedenken, dass sich aus diesen kleinen und großen Geschichten ihre eigene zusammensetzt. Solche Geschichten sind das Fundament ihres Lebens, ihrer Familiengeschichte, ihrer Wurzeln.

Coole Großeltern erzählen auch von Leuten, die schon tot sind

Zeitzeugen nennen Historiker Menschen, die den letzten deutschen Kaiser erlebten oder den ersten deutschen Bundeskanzler, die bei bedeutenden Ereignissen selbst dabei waren oder in eine Zeit geboren wurden, die sich heute keiner mehr vorstellen kann. Wie war das, als der erste Schritt auf den Mond im Fernsehen übertragen wurde? Wie, als die Mauer fiel? Wer hat noch in der DDR gelebt? Großeltern sind Zeugen einer Zeit, die es so nie wieder geben wird. Und wenn die Enkel nicht zuhören wollen, liegt es nicht immer am Desinteresse der jungen Generation. Vielmehr daran, dass die Großeltern recht weitschweifig und langweilig berichten und dabei nie zum Kern der Sache vordringen. Da ist die Lektüre von Harry Potter wesentlich spannender. Großeltern, denen, berechtigt oder unberechtigt ein derartiges Desinteresse entgegengebracht wird, sobald sie beginnen, von früher zu erzählen, sollten alles aufschreiben. Garantiert wird es irgendwann gelesen, und wenn es erst dann sein wird, wenn die Enkel selber Großeltern sind.

Coole Großeltern bewahren Traditionen

Weihnachten trifft sich die Familie, Heiligabend geht es in die Kirche. Großmutters Geburtstag ist der Zeitpunkt für das jährliche Familientreffen. In unserer hektischen, an Traditionen verarmten Zeit ist es Aufgabe der Großeltern dafür zu sorgen, dass ein paar davon gewahrt bleiben. Nicht nur der Feiern wegen, sondern weil Traditionen wie Marksteine im Leben einer Familie sind. Sie weisen den Weg und bewahren davor, in der Wildnis zu landen, helfen, die Richtung zu finden.

Wir haben uns in den letzten Jahrzehnten von vielen unnützen und lästigen Traditionen befreit. Wer nicht will, muss nicht mehr in den Sonntagsgottesdienst oder an Feiertagen im schwarzen Anzug herumlaufen. Nicht nur bekleidungsmäßig sind wir auf legere getrimmt. Mit den steifen Anzügen haben wir auch manche bewahrenswerten Traditionen eingemottet. Sie hervorzuholen, zu beleben, ihnen Inhalt zu geben, ist die Aufgabe der älteren Generation. Nicht, damit sie an Weihnachten nicht allein sind, sondern damit die Familienmitglieder einander sehen und merken, wie man sich braucht. Tradition hilft dabei.

Übrigens können Sie uns gerne für einen Vortrag, ein Seminar oder einen Workshop buchen.

Treten Sie mit uns in Kontakt über

info@grosselternakadmie

Homepage

www.grosselternakademie.de

Blogg für Großeltern

www.omananne.wordpress.de

Praxisblogg

www.klettenander.wordpress.de

Youtube-Kanal

You Tube grosselternakademie

Der tägliche Impuls

@grosseltern_ak

grosselternakademie

Marianne und Reinhard Kopp

Typisch Oma, typisch Opa?!

Wir Großeltern von heute

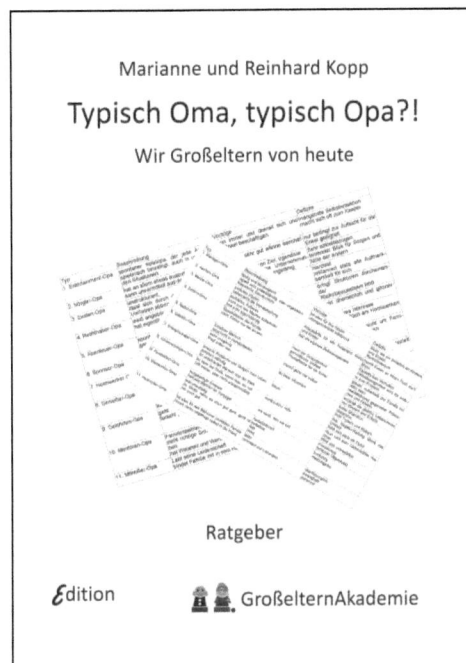

Ratgeber

*E*dition   GroßelternAkademie

396 Seiten, 12,99 EUR

ISBN 9783749471973

Marianne und Reinhard Kopp

Das ABC für Großeltern

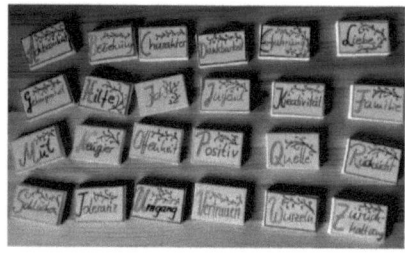

Ratgeber

*E*dition 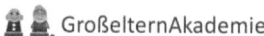 GroßelternAkademie

68 Seiten, 3,99 EUR

ISBN 9-783748-120216